I0425394

www.ingramcontent.com/pod-product-compliance
Lightning Source LLC
Chambersburg PA
CBHW051408280526
45784CB00007B/3143
* 9 7 8 1 0 9 5 8 1 8 6 4 0 *